AF475887

RÉFLEXIONS GÉNÉRALES

SUR

L'EMPLOI DU CHLOROFORME

DANS LES OPÉRATIONS,

PRÉCÉDÉES D'UN CAS DE MORT

occasionné par une syncope, selon les médecins, et par le chloroforme, selon le public;

PAR J.-J. CAZENAVE,

Médecin à Bordeaux;
Membre correspondant de l'Académie impériale de Médecine de Paris,
des Sociétés *huntérienne* de Londres, Médico-Chirurgicales
de Bologne et de Berlin, de l'Académie royale de Médecine et de Chirurgie de Madrid,
des Sciences Médicales et Naturelles de Bruxelles, de Bruges;
des Sociétés de Médecine de Hanovre, de la Nouvelle-Orléans, de Lyon,
de Toulouse, de Marseille, et de la Société des Médecins
du grand-duché de Baden.

PARIS
CHEZ J.-B. BAILLIÈRE,
LIBRAIRE DE L'ACADÉMIE IMPÉRIALE DE MÉDECINE,
10, rue Hautefeuille.
1861

RÉFLEXIONS GÉNÉRALES

SUR

L'EMPLOI DU CHLOROFORME

DANS LES OPÉRATIONS,

PRÉCÉDÉES D'UN CAS DE MORT

occasionné par une syncope, selon les médecins, et par le chloroforme, selon le public.

Encore un cas de mort attribué par le public à l'action du chloroforme, quoique, à mon avis, le chloroforme soit parfaitement innocent de la catastrophe dont j'ai été le témoin.

Voici les faits :

Un monsieur, âgé de quarante ans, vigoureux et bien constitué, avait toujours des chevaux jeunes, ardents, et se plaisait à montrer leurs brillantes qualités en les excitant de l'éperon, du geste et de la voix. Sa famille et ses amis lui recommandaient inutilement d'être prudent; rien ne l'effrayait.

Dans la première quinzaine du mois d'octobre dernier, ce monsieur avait choisi l'un de ses meilleurs chevaux pour aller visiter ses terres en compagnie de son intendant. Au détour d'un chemin et à l'angle d'un four à cuire le pain, un homme sort à l'improviste d'une porte, ayant sur son dos un fagot de bois, et va heurter bruyamment le cheval de M. X..., qui s'abat de frayeur, se renverse sur le côté gauche, entraîne le cavalier dans sa chute, cavalier dont la cuisse, la jambe et le pied gauches sont fortement pressés sur un sol rocailleux et très-inégal par le poids du cheval, qui est de grande taille.

M. X... pousse des cris de détresse, dit qu'il est blessé, qu'il est mutilé, ne peut faire aucun mouvement après que le cheval s'est relevé, a une syncope qui effraie les assistants, syncope après laquelle on le porte dans une maison voisine du lieu où l'accident est arrivé.

Deux médecins, qu'on était allé chercher en toute hâte, arrivent une heure et demie après, et constatent le broiement de l'articulation tibio-tarsienne, une fracture comminutive des extrémités inférieures du tibia et du péroné gauches, et la rupture, le déchirement de toutes les parties molles.

Nos deux confrères, qui sont des hommes d'élite, des chirurgiens qui ont fait leurs preuves, opinent pour l'amputation immédiate de la jambe, faite au lieu d'élection. Bien que la famille du blessé eût la plus grande confiance en ces deux médecins, elle désire avoir mon avis et me choisit pour opérer.

Une dépêche télégraphique m'est adressée, et je réponds que je serai chez le malade six heures après seulement, car il s'agit d'aller en chemin de fer à l'extrémité de l'un des départements qui avoisinent celui de la Gironde.

Le diagnostic de mes honorables confrères avait été très-nettement formulé, le pronostic était très-grave, et l'amputation devait être immédiate.

En attendant mon arrivée, on avait fait des irrigations froides sur les parties blessées, ce qui avait beaucoup soulagé le malade.

Le transport de M. X... chez lui, fait à l'aide d'une civière, occasionna des douleurs atroces dont les mouvements saccadés des porteurs avaient été la cause.

M'étant muni de ma boîte à amputation, et de tout ce qu'il fallait pour l'opération, mes confrères et moi n'eûmes qu'à délibérer sur le rôle que chacun de nous aurait à remplir auprès du blessé.

J'insistai beaucoup pour que le plus âgé des deux médecins fît l'amputation, me réservant d'être son aide et de faire accepter cette manière de procéder par la famille. Quant à notre jeune confrère, il demeura chargé de faire un simulacre de chloroformisation, ainsi que cela avait été convenu.

M. X... était pâle, souffrant, démoralisé, se désolait surtout d'être condamné à perdre une jambe, et redoutait la douleur on ne peut davantage.

Avant de procéder à l'amputation, le blessé exprima le désir de voir un prêtre et de se confesser, ce qui fut fait.

Quand tous nos préparatifs furent terminés, j'abordai le malade, cherchai à m'emparer de son esprit, à l'encourager, à le rassurer sur les suites de l'amputation, et lui citai un accident absolument pareil au sien, ayant causé les mêmes désordres, étant survenu à l'occasion de l'éboulement d'une grosse muraille, ayant nécessité l'amputation de la jambe droite, faite avec succès par moi aux portes de Saint-André-de-Cubzac (Gironde), en présence et avec le concours des docteurs Dupont, de Bordeaux, et Abadie, de Saint-André-de-Cubzac.

M. X... m'écoutait à peine, n'accepta l'amputation qu'avec le désespoir dans l'âme, et me parut ne pas compter du tout sur le succès. Quoi qu'il en fût de ces mauvaises dispositions, et le blessé ayant d'ailleurs formellement exigé qu'on le chloroformisât, le plus jeune de nos confrères procéda comme nous l'avions décidé, c'est-à-dire en tenant le chloroforme à une très-grande distance du nez et de la bouche, afin de ne faire qu'un simulacre de l'emploi de cet agent anesthésique, toujours très-dangereux assurément, mais bien plus terrible encore dans la fâcheuse occurrence où mes deux confrères et moi nous nous trouvions placés. Mais à peine M. X... eût-il fait quatre inspirations *saccadées* de chloroforme, que la respiration cessa, que le cœur et le pouls ne battirent plus...! La mort n'était-elle qu'apparente?

Surpris par la rapidité d'un tel accident, nous nous empressâmes, mes deux confrères et moi, d'employer simultanément les insufflations de bouche à bouche, les pressions alternatives sur les parois de la poitrine, les frictions stimulantes, l'élévation des membres inférieurs, la position fortement déclive de la tête, le marteau de mayor, et enfin l'urtication, que je conseillai, et qui m'a réussi dans un cas très-grave de chloroformisation.

Tout fut inutile, et la mort par syncope avait instantanément frappé M. X..., ce dont nous nous assurâmes par l'auscultation précordiale faite pendant quelques minutes.

Pour le public et pour les assistants, la mort dont nous venions d'être les témoins avait été l'immédiate conséquence de l'agent anesthésique, et le *post hoc ergò propter hoc* était ici, pour ce public et pour ces assistants, d'une application rigoureuse.

Mais nous médecins, nous les éditeurs responsables du fait, du moins aux yeux du monde, pouvions-nous raisonnablement dire que la mort avait été le résultat de quatre inspirations du chloroforme tenu à une grande distance du nez et de la bouche? Non sans doute. — Au nom de mes deux confrères et au mien, je déclare que l'intoxication chloroformique n'avait pas eu lieu, qu'elle n'avait pas été possible, et que la syncope qui avait provoqué la mort si rapidement n'avait été que le double résultat de l'ébranlement moral du malade et de sa frayeur extrême, ébranlement et frayeur dont tous ses actes avaient suffisamment indiqué l'existence, ébranlement et frayeur à cause desquels nous avions dû nous borner à un simulacre de chloroformisation.

Évidemment, dans l'occurrence où mes deux confrères et moi nous nous étions trouvés auprès du blessé, il fallait ne pas chloroformiser, car l'anesthésie était formellement contre-indiquée. Néanmoins, vaincus par l'opiniâtreté de M. X..., qui voulut absolument se dérober à la douleur par l'insensibilité, nous prévînmes la famille de tout ce qui pourrait arriver de fâcheux sous l'influence du chloroforme sérieusement employé, et lui dîmes que dans ce cas là, comme dans beaucoup d'autres, nous nous bornerions à simuler l'acte anesthésique.

Pour moi qui ai été le témoin de la mort d'un malade que j'allais tailler en présence des docteurs Crébessac, de Tonneins, Arthaud et Dupont, de Bordeaux, malade que je n'avais ni chloroformisé ni touché; pour moi qui eus à subir d'horribles angoisses vingt minutes durant à l'occasion d'un jeune homme dont je dirai l'histoire sommaire un peu plus loin, il me paraît impossible, quelque fortement trempé, quelque impassible qu'on puisse être, de refouler de son visage et de ses lèvres l'expression de terreur qu'on éprouve quand on est condamné à voir mourir foudroyé un homme qui tombe en parlant, en vous serrant la main!

Réflexions générales sur l'emploi du chloroforme dans les opérations.

Depuis le 1er février 1849 jusqu'à l'époque actuelle, c'est-à-dire pendant une période de près de onze ans, j'ai fait un très-grand nombre d'opérations en soumettant ou en ne soumettant pas mes malades aux merveilleux effets de l'agent anesthésique par excellence, le chloroforme, selon que mes pressentiments, selon que *mon instinct chirurgical,* selon que mon expérience surtout me portaient à chloroformiser ceux-ci et à ne pas chloroformiser ceux-là.

Quoi qu'il en soit de mon mode de procéder en fait de chloroformisation, une pratique étendue et des opérations très-variées m'ont permis d'observer que les effets anesthésiques du chloroforme n'avaient rien de constant, de semblable, d'absolu, selon qu'on étudiait ces effets sur des sujets d'âge, de sexe, de constitution divers, et selon que ces sujets étaient porteurs de telles ou telles maladies. Ce sont là, du reste, les observations qu'ont pu faire les chirurgiens qui ont expérimenté l'agent dont il s'agit sur une grande échelle.

Pour mon compte, j'ai obtenu des effets très-divers ou n'ai rien obtenu, car tantôt l'insensibilité des malades a été complète, ils sont restés immobiles sous le couteau ou sous l'action non moins douloureuse quelquefois d'autres instruments non tranchants; d'autres fois ces malades ont été très-agités quoique insensibles, ont eu de la raideur musculaire, des mouvements convulsifs s'opposant à toute manœuvre opératoire, et, dans certaines circonstances enfin, quelques-uns des sujets de mes observations, malgré des inhalations anesthésiques bien conduites, bien dosées, persévérantes sans imprudence, n'ont pas pu être amenés à l'état d'insensibilité, et n'ont éprouvé qu'un dérangement assez notable, qu'un trouble de l'innervation, tantôt de quelques minutes, tantôt de quelques heures, d'un jour et même d'un mois tout entier, ainsi que cela eut lieu chez un jeune médecin auquel je fis une opération très-douloureuse en présence du docteur Ch. Dubreuilh, de Bordeaux, de M. Fauré, qui chloroformisait le patient, et de deux autres personnes.

Un de mes clients, que j'avais opéré de la pierre par le broiement, âgé de soixante-quatre ans, homme très-nerveux, très-impressionnable, très-emporté, et qu'une erreur très-grossière de diagnostic commise sur lui par un chirurgien habile avait exaspéré au point de vouloir traduire ce chirurgien devant les tribunaux si je ne l'en avais empêché, M. X... désira que je le chloroformisasse pour procéder à une exploration de la vessie, dans laquelle il craignait que j'eusse laissé quelque fragment de calcul après plusieurs séances de lithotritie.

M. Fauré soumit cet ex-calculeux à l'action du chloroforme, puis mon confrère M. Corantin Pujos et moi nous nous assurâmes que le réservoir des urines ne contenait aucun débris de corps étranger. Quoi qu'il en fût, et de la chloroformisation qui avait produit l'insensibilité, et de l'exploration qui nous avait démontré le succès complet d'une lithotritie dont les séances avaient été aussi laborieuses que difficiles, ainsi que doit se le rappeler mon excellent ami le docteur Dupont, qui m'avait si bien secondé dans des conjonctures on ne peut plus délicates, quoi qu'il en fût, M. X... eut des troubles prolongés de l'innervation dont voici les principaux phénomènes :

Soumis à midi à l'action du chloroforme, M. X... fut insensible au bout de quatre minutes, et je pus explorer sa vessie dans tous les sens pendant dix autres minutes, sans qu'il eût la conscience de ce qui se passait. Pendant cette période de temps, le pouls avait été lent et faible, et la respiration à peine sensible.

Ayant été obligé d'aller voir un malade aux environs de Bordeaux, je ne revins chez M. X... que quatre heures après, l'ayant laissé dans un état satisfaisant, à un peu d'hébétude près. L'examinant alors et le questionnant sur ce qu'il éprouvait, je trouvai le pouls normal, la respiration calme, l'expression de la physionomie étrange, le regard terne, sans expression, la vue un peu confuse, l'intelligence parfaitement conservée, et la sensibilité à peu près abolie sur tous les points du corps. Le toucher, l'odorat et l'ouïe étaient obtus, le premier de ces sens surtout.

Des courants d'air établis dans l'appartement et des projections d'eau froide faites sur le visage, suffirent pour faire cesser presque instantanément ces troubles de l'innervation, qui ne me parurent avoir offert aucun danger sérieux.

M. le docteur Michon, professeur agrégé à la Faculté de Médecine de Paris, chirurgien de l'hôpital de la Pitié, communiqua à la Société de Chirurgie de Paris, dans sa séance du 27 février 1851, un fait très-intéressant *de troubles prolongés de l'innervation par l'emploi du chloroforme,* qui a beaucoup d'analogie avec celui que je viens de rapporter. Il s'agissait d'une fille de vingt-deux ans, qu'on chloroformisa pour la soumettre à une cautérisation transcurrente du genou gauche, affecté de tumeur blanche en voie de guérison.

Les phénomènes observés deux heures après la chloroformisation furent les suivants : insensibilité de tous les points du corps, pouls bon, respiration calme, sensibilité tactile très-obtuse, motilité légèrement affaiblie, intelligence conservée, organes des sens n'ayant pas conservé toute leur intégrité.

Cet état eut trois heures et demie de durée à partir de la chloroformisation.

Un ancien client du docteur Gaubric, de Bordeaux, habitait la campagne depuis cinq ou six ans, lorsqu'il éprouva un dérangement notable du côté des voies urinaires. Son nouveau médecin, M. Guiraud, de Pessac (Gironde), lui donna des soins pendant quelques mois, et conseilla de me faire appeler. Dès la première exploration de la vessie, je constatai l'existence d'un calcul ayant 5 centimètres (2 pouces) de diamètre.

M. A..., âgé de soixante-treize ans, de haute stature, était parfaitement conservé, avait exercé pendant fort longtemps une profession très-lucrative à Bordeaux, et s'était retiré sur une propriété, à Mérignac, où il voulut que je l'opérasse.

M. Fauré, le chimiste, les docteurs Corantin Pujos, Majesté fils et Guiraud assistèrent à la première séance de lithotritie. M. Fauré chloroformisa le malade, qui fut insensible après une trentaine d'inspirations. Une injection faite dans la vessie, la préhension du calcul et des manœuvres lithotritiques, qui durèrent environ dix minutes, furent autant d'actes dont M. A... n'eut pas conscience, bien qu'il eût conservé toute son intelligence.

Chose merveilleuse! pendant tout le temps que dura cette séance de broiement du calcul et de ses fragments, le malade causa très-familièrement avec M. Fauré, sans s'occuper ni de mes confrères, ni des manœuvres opératoires, et raconta avec une parfaite lucidité d'esprit quelques-unes des phases de la bataille navale d'Aboukir, à laquelle il avait assisté.

Voilà peut-être le fait le plus remarquable qu'on ait signalé d'une insensibilité parfaite, entière, absolue, persistant malgré des manœuvres toujours très-douloureuses quand les malades ne sont pas chloroformisés, et coïncidant avec l'état de veille, avec la netteté de l'intelligence!

Quatre de mes opérés seulement, sur le très-grand nombre de ceux que j'ai chloroformisés, ont failli devenir les victimes de l'acte *anesthésiant*. Dans le premier cas, ce fut une distraction qui occasionna l'accident (1); dans le second, le double rôle que j'eus à remplir, et pour chloroformiser, et pour opérer, rôle accidentel, forcé, dangereux, dont on ne devra jamais se charger quoi qu'il arrive (2); dans le troisième, une prédisposition toute spéciale du malade, qui est le fils d'un médecin fort distingué dont le nom fait autorité parmi les aliénistes (3); pour le quatrième cas enfin, il s'agissait d'une opération très-longue et très-douloureuse à faire sur un jeune homme très-nerveux, très-impressionnable, étant à Bordeaux loin de sa famille, et redoutant on ne peut plus l'opération à laquelle il fallait qu'il se soumît à tout prix. — Malgré les bienveillantes mais très-pressantes observations que nous fîmes à ce malade sur le danger qu'il y aurait à le chloroformiser, vu sa constitution, il persista et ne voulut être opéré qu'alors que nous serions parvenus, le docteur Charles Dubreuilh et moi, à le rendre insensible. De guerre

(1) Fait du docteur Grousset, ancien médecin en chef de la marine au port de Bordeaux, opéré en présence du docteur Montet, de M. Fauré le chimiste, et de plusieurs autres personnes.

(2) Fait d'un autre médecin fort âgé que j'opérai en présence et avec l'aide des docteurs Larrat, de Clairac (Lot-et-Garonne); Métayer, de Saint-Christoly (Gironde), et Corantin Pujos, de Bordeaux.

(3) Il s'agissait d'une opération très-douloureuse, après laquelle il fallait cautériser profondément avec le fer rouge. Les docteurs Nolibois, de Saint-Médard-d'Eyrans (Gironde); Soulié, de La Brède (Gironde); Cazauvieilh, de La Brède (Gironde), et Charles Dubreuilh, de Bordeaux, m'assistaient.

lasse nous cédâmes à ses obsessions, et lui fîmes respirer du chloroforme pendant un quart-d'heure sans rien obtenir. Mais tout à coup, sans transition aucune, et alors que mon confrère et moi nous étions en parfaite sécurité, le cœur ne battit plus, le pouls disparut sous les doigts, la respiration cessa, le visage pâlit, les lèvres se décolorèrent, les yeux se renversèrent sous les paupières supérieures, la mâchoire inférieure s'abaissa, la langue fit une légère saillie à l'un des angles de la bouche, la tête s'inclina sur la poitrine, les membres furent dans un état complet de résolution, et nous n'eûmes plus qu'un cadavre auprès duquel nous luttâmes d'ardeur et de soins, mon excellent confrère, un ami du malade et moi-même, pendant un grand quart-d'heure, pour rappeler à la vie un jeune homme de vingt et un ans, que nous avions opéré, que nous devions opérer à l'insu de son père, dont il redoutait à bon droit l'excessive sévérité, nous a-t-on dit depuis (1).

Je ne sais si je m'abuse, si j'observe mal, ou si j'ai le bonheur de n'opérer que des sujets trempés d'une certaine façon, mais sur un grand nombre de personnes qui ont refusé d'être chloroformisées ou que je n'ai pas cru devoir *anesthésier,* et bien que j'aie fait beaucoup d'opérations réputées être très-douloureuses, j'ai pu remarquer, et mes confrères ou mes aides ont pu remarquer avec moi, que ces douleurs, dans bon nombre de cas, avaient été très-supportables. Il est vrai que, dans beaucoup d'occasions, j'ai presque annihilé les angoisses de l'attente, qui sont pires que la douleur et qui la préparent, en ne fixant pas le moment des opérations, en faisant mes préparatifs à l'insu des malades, en disant que je ne voulais faire qu'une exploration, que m'assurer de ce qui était, de

(1) Cet ex-malade, que je vois souvent, se porte très-bien, et ne parle du chloroforme qu'avec un sentiment très-prononcé de répulsion.

ce qu'il faudrait faire quand le moment serait venu; en n'ayant avec moi que les aides indispensables, que des hommes sérieux, réfléchis, sobres de conseils quand une détermination est prise, silencieux pendant les manœuvres, et ne faisant aucun signe d'improbation. Ne sait-on pas d'ailleurs que la douceur, que la patience, que les égards de toute sorte, que des paroles consolantes, qu'un air assuré, que le calme de la figure et du maintien sont tout-puissants sur les malades, dont il est plus facile qu'on ne le croit communément de capter la confiance? A l'aide de ces précautions, de cette manière de procéder, j'ai pu opérer plusieurs malades avec la plus grande facilité, bien qu'ils fussent très-nerveux, très-impressionnables, et qu'ils redoutassent la douleur au delà de toute expression. Il me souvient notamment d'avoir délivré un de mes clients d'une maladie fort grave en l'opérant, alors que deux chirurgiens très-distingués, mais dont le malade avait grand'peur, n'avaient jamais pu procéder à des manœuvres opératoires qui furent très-faciles pour moi, grâce aux influences morales que je mis en œuvre et à la confiance que j'avais inspirée à M. N..., grâce encore aux encouragements très-bienveillants donnés par mon ami le Dr Dupont, qui m'avait assisté.

Quoi que nous fassions dans les sciences et en toutes choses, a dit un homme célèbre, l'esprit humain a, comme le globe terrestre, ses jours et ses nuits. Comme l'esprit humain et comme le globe terrestre, les hommes, pris un à un, ont aussi leurs jours et leurs nuits, et il me serait facile de démontrer qu'il y a, même dans les génies du premier ordre, soit pour les sciences, soit pour les lettres, soit pour les arts, les veilles et le sommeil d'Homère, c'est-à-dire le fait inévitable, le fait éternel de l'humanité : *l'imperfection!* Or, comment voudrait-on que les médecins très-haut placés, que les grandes notabilités, que les hauts barons de notre profession fissent exception à la règle, mais surtout que les vilains de notre métier, que les médecins obscurs dans la science, obscurs dans le monde, obscurs dans leur pratique, pussent se soustraire aux étreintes de l'ignorance ou de la routine? Pour mon compte, et bien que je n'occupe qu'un rang plus que modeste parmi les médecins de Bordeaux, je ne voudrais à aucun prix demeurer étranger aux progrès de la science, et mettre la lumière sous le boisseau pour excuser mon ignorance ou mon défaut d'aptitude. A Dieu ne plaise, d'ailleurs, que je concoure à déshériter la science et l'humanité des applications pratiques du chloroforme, que j'applaudisse aux pas faits en arrière pour quoi que ce soit, et que je suive l'exemple de certaines médiocrités, qui accusent souvent notre époque de stérilité ou de décadence! mais qu'il me soit permis de m'associer aux vœux des chirurgiens prudents et habiles qui, tout en voulant que leurs opérés profitent du bénéfice immense de l'insensibilité, ne le veulent qu'avec certaines restrictions.

Toutes les fois qu'on a recours au chloroforme, en effet, la question de vie ou de mort se trouve posée, on marche sur les bords d'un abîme, et malheureusement beaucoup de malades ont été foudroyés par l'agent *merveilleux et terrible!* Et quel chirurgien aujourd'hui n'a été acteur ou témoin de l'un de ces drames saisissants pendant la très-courte durée desquels on frémit au doute de n'avoir plus qu'un cadavre entre les mains, ou l'une de ces victimes qui, à l'exemple du malheureux Badger, parlent et rient une seconde avant de tomber!

Heureux malades, dit une de nos grandes autorités chirurgicales, ils auront vécu et seront morts encore endormis!

L'usage des anesthésiques a donc ses dangers, et il faut d'autant plus surveiller l'emploi de ces terribles agents, qu'ils jouissent de propriétés merveilleuses, ainsi que l'a dit le très-éminent professeur Velpeau.

Nous laissons aux chirurgiens expérimentés et soucieux de la vie de leurs malades le soin de décider entre Genève et Rome à propos des deux opinions qui se produisirent à l'Académie de Paris, lors du Rapport de M. Malgaigne sur le chloroforme, l'une qui veut le chloroforme quand même, et cherche à l'absoudre dans tous les cas; l'autre qui l'admet sous condition, qui discute ses indications, et tire des accidents qu'il a causés certaines contre-indications formelles à son emploi.

Pour ce qui me concerne, je puis affirmer que j'ai consacré beaucoup de temps et beaucoup de soins à étudier les questions chaudement controversées de l'anesthésie, non-seulement en lisant tout ce qui a été dit des très-beaux Rapports du professeur Malgaigne à l'Académie de Médecine et de M. Robert à la Société de Chirurgie de Paris, mais encore en méditant tout ce que de très-habiles chirurgiens ont écrit à ce sujet, notamment M. le professeur Bouisson, de Montpellier, et M. Robert, chirurgien de l'Hôtel-Dieu de Paris. Les observations que j'ai puisées dans ma pratique particulière me sont aussi venues en aide, et cependant, l'avouerai-je? je n'ai découvert nulle part qu'on ait trouvé le moyen d'éviter à coup sûr, chez les malades soumis à l'action du chloroforme, soit une syncope mortelle, soit l'intoxication, soit l'asphyxie, ou, mieux et plus exactement, l'abolition de l'action du système nerveux, et qu'on eût appris à connaître, dans ces cas-là, la limite insaisissable qui sépare la vie de la mort!

Donc, quoi qu'on ait dit, quoi qu'on ait fait, et quelque habile, quelque prudent qu'on soit d'ailleurs, il est pour moi bien démontré que les succès et les revers, en fait de chloroformisation, sont très-éventuels jusqu'ici, et que les chirurgiens ne devront jamais soumettre leurs opérés à l'action de l'agent anesthésique qu'avec l'adhésion formelle des malades et de leurs proches, qu'on devra préalablement informer des dangers à courir, mais surtout qu'après avoir acquis toute l'expérience possible pour procéder à la chloroformisation et pour remédier avec calme, avec une grande présence d'esprit aux accidents, tantôt formidables et quelquefois mortels, que les plus habiles ne sont jamais sûrs de ne pas voir se produire.

Si on cherche à démontrer que je suis dans l'erreur, que j'en impose, que j'exagère, que je suis un trembleur, un pessimiste, un détracteur aveugle de l'une des plus belles découvertes du XIXe siècle, de l'un des éclairs les plus éblouissants qui aient jamais traversé l'horizon de la science, et que j'ignore *les ressources précieuses*, *les ressources indiquées* pour conduire à bien l'action *anesthésique* du chloroforme, je répondrai par des faits, par le nom, s'il le faut, des victimes qui se sont fait inscrire à l'obituaire, et argumenterai contre mes hardis adversaires, si adversaires je rencontrais en pareille matière, en opposant à leur dire, à leur imprudente assurance, à la presque infaillibilité dont ils se targuent, à leur dialectique boiteuse en un mot, les aveux des enthousiastes et des dissidents, qui tous ont été obligés de convenir que le chloroforme est très-dangereux, quelquefois mortel, et qu'il n'est donné à personne d'affirmer qu'un opéré sortira vivant de l'épreuve anesthésique, quelque prudence qu'on ait mise à son application (1).

Mes actes à l'endroit de l'usage du chloroforme n'ont donc

(1) Le *Cincinnati Lancet and observer* publie un nouveau cas de mort par le chloroforme. Ce qu'il y a de remarquable dans ce fait, c'est que l'on réussit à maintenir, à l'aide de la respiration artificielle, les contractions du cœur pendant une heure un quart, et à obtenir des mouvements respiratoires spontanés, très-éloignés à la vérité. L'autopsie ne fut pas faite; mais il n'existait aucun symptôme d'une affection thoracique ou autre qui pût contre-indiquer l'emploi de l'anesthésie.

Un autre cas de mort vient également d'être observé à Paris. Le malade était un jeune homme de vingt-quatre ans, atteint d'un ongle incarné, qui fut anesthésié par M. Fano, assisté d'un confrère.

été et ne seront désormais ni une prostration, ni une défaillance.

Après avoir lu cette ébauche sur les dangers du chloroforme comme agent anesthésique, d'aucuns de mes honorables confrères diront peut-être que c'est un factum en règle contre l'emploi du merveilleux moyen que l'homme possède pour éviter les douleurs inséparables de toute opération ; on ira probablement jusqu'à prétendre que j'ai eu la folle et ridicule pensée d'effrayer les jeunes chirurgiens par le sombre tableau que j'ai fait des applications malheureuses du chloroforme ; peut-être enfin sera-t-on porté à penser que j'ai cherché à critiquer les praticiens, grands ou petits, célèbres ou médiocres, qui usent ou abusent de l'agent anesthésique en question, qui s'en servent quand même, et qui proclament bien haut les centaines, les milliers de faits pour lesquels ils ont, *sans danger aucun,* obtenu l'insensibilité de leurs malades. Telles n'ont pas été mes intentions, telle n'a pas été ma pensée.

Comme tous les hommes de progrès, comme tous les chirurgiens qui sont soucieux des douleurs de leurs malades, et qui étaient condamnés, avant la découverte du chloroforme, à entendre les cris déchirants de leurs opérés sans pouvoir empêcher ces cris ou les modérer, j'accueillis avec enthousiasme la belle découverte de Soubeiran (1), les études très-remarquables de M. Flourens sur les propriétés anesthésiques du chloroforme (2), les communications du Dr Simpson (d'Édimbourg), faites à la Société médico-chirurgicale

(1) M. Liébig, de son côté, obtint le chloroforme à peu près dans le même temps.

(2) Cherchant à rendre l'emploi du chloroforme dans les opérations moins dangereux ou tout à fait inoffensif, j'ai déjà communiqué à M. Flourens, à cet illustre Secrétaire perpétuel de l'Académie des Sciences (Institut de France), quelques-unes de mes expériences faites dans ce but.

de cette ville, sur un nouvel agent qu'il employait pour produire l'insensibilité à la douleur dans la pratique chirurgicale et obstétricale, et enfin les faits nombreux d'insensibilité provoqués par le chloroforme dans les opérations.

Chirurgien hardi par nature, mais prudent et réservé, j'expérimentai à mon tour, fis jouir mes opérés du bénéfice de l'insensibilité, réussis comme tout le monde, mais ne procédai toujours qu'avec beaucoup de circonspection; ce qui ne veut pas dire que je sois le partisan de l'obscurantisme et que j'aie souvent des défaillances à l'endroit d'une découverte qui honore la science et vient en aide à l'humanité souffrante, non certes.

J'aurai atteint le but que je me suis proposé en écrivant ces quelques pages, si les jeunes chirurgiens qui débutent dans la carrière si épineuse des opérations comprennent bien que je n'exclus pas l'usage du chloroforme, mais que je conseille la prudence, la circonspection, et que je leur recommande surtout de ne jamais provoquer l'insensibilité à la douleur de leurs malades sans prévenir les familles des dangers qui sont inhérents à la chloroformisation, et cela dans un but d'humanité d'abord, puis afin de mettre leur responsabilité à couvert.

Bordeaux. — Imp. G. Gounouilhou, ancien hôtel de l'Archevêché (entrée rue Guiraude, 11).

www.ingramcontent.com/pod-product-compliance
Ingram Content Group UK Ltd.
Pitfield, Milton Keynes, MK11 3LW, UK
UKHW020458220726
13923UKWH00006B/2623